AF298583

DOSAGE PRATIQUE

DE L'URÉE

PROCÉDÉ G. ESBACH

DEUXIÈME ÉDITION

PARIS

LIBRAIRIE OCTAVE DOIN

PLACE DE L'ÉCOLE-DE-MÉDECINE, 19

1874

DOSAGE PRATIQUE

DE L'URÉE

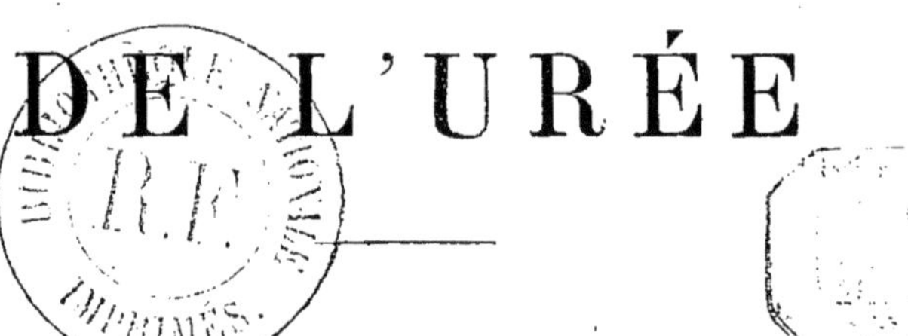

Parmi les divers produits de la combustion organique, l'urée est l'un des plus intéressants.

Comme composition chimique, c'est une substance azotée $COAz^2H^4$ (formule atomique) cristallisable en prismes incolores.

Constituant les neuf dixièmes des matières organiques qui passent dans l'urine, diverses circonstances en font varier la quantité ; aussi, les physiologistes d'abord, et depuis quelque temps les médecins ont-ils reconnu l'intérêt et même l'importance de son dosage.

Or, pour que les analyses chimiques puissent entrer dans la pratique médicale, elles doivent être simples, rapides, et donner autant que possible des indications exactes.

Le bon accueil que l'on a fait à notre procédé en France, et même déjà à l'étranger, nous engage à en donner une description mieux étudiée et plus complète que les précédentes.

Notre procédé est loin d'être le seul, et chaque jour en voit naître un nouveau, ou plutôt un nouvel appareil. Est-ce à dire que chaque aurore salue un nouveau progrès ? Nous n'avons pas le droit de le décider. Mais nous citerons volontiers, et c'est justice, le procédé de M. P. Yvon, qui a précédé le nôtre. C'est le premier moyen pratique qui ait été mis entre les mains des observateurs. Nous ne pouvions guère le dépasser sous le rapport de la précision, et notre méthode personnelle se recommande surtout par la simplicité des moyens, par la suppression complète des calculs et des corrections de gaz.

Description de l'appareil. — Notre uréomètre n'a rien d'exclusif, c'est un tube fermé d'un côté et gradué en dixièmes de centimètre cube. Bien que tout tube de ce genre puisse servir, voici le modèle auquel nous donnons la préférence :

Vous prenez un tube de 9 à 10 millimètres de diamètre intérieur et le fermez d'un bout en lui laissant une longueur telle qu'il ait une capacité de 28 centimètres cubes.

En choisissant un tube étroit, nous aurons des divisions bien espacées, qui permettront de lire les niveaux liquides avec une très-grande délicatesse.

La graduation commence par le fond du tube placé en bas et de dix en dix divisions s'échelonnent les nombres 10, 20, 30, etc., jusqu'à 160 au moins. A la moitié du tube, c'est-à-dire à la cent quarantième division, le trait est prolongé circulairement de manière à être toujours en vue.

Réactif bromé (proposé par Knop et Hufner). — Ce réactif, qu'on appelle encore *hypobromite de soude*, se compose de :

> Eau filtrée de rivière. , ... 100cc
> Lessive de soude (dite *des savonniers*).   40cc
> Brome . . . .   2cc ou 6 gr.

Mesurer ces divers liquides avec soin.

Les vapeurs de brome étant épaisses et très-irritantes, nous opérons comme suit. Dans une petite éprouvette graduée par centimètres cubes, nous versons de l'eau jusqu'au trait 10 par exemple ; puis, nous tenant près d'une croisée ouverte, nous versons rapidement le brome jusqu'à ce que le niveau de l'eau soit monté à 12. Le brome est tombé au fond ; nous versons d'un coup dans le flacon à réactif qui contient déjà la lessive de soude et l'eau. Celle-ci, bien entendu, n'est représentée que par 90 centimètres cubes, que nous complétons à 100 par l'addition des 10 centimètres cubes de l'éprouvette.

On agite et laisse déposer, mais on ne filtre pas. Ce réactif se conserve assez bien, surtout à l'obscurité ; en tous cas, si avec le temps la belle couleur jaune d'huile d'olive s'affaiblissait, on pourrait le renforcer en ajoutant du brome.

Solution normale d'urée.

> Eau filtrée. 50cc
> Urée sèche 0gr,5

— 3 —

Un centimètre cube de cette solution représente 1 centigramme d'urée. On emploie l'urée artificielle pure ou cyanate d'ammonium, corps isomérique de l'urée.

Cette substance étant très-déliquescente, il faut la dessécher. On en met 1 ou 2 grammes dans un morceau de buvard plié, et, à l'aide d'un fil, on suspend le tout dans un flacon de 500 grammes à large col, dans lequel on a préalablement versé, sans mouiller les bords, un bon tiers d'acide sulfurique concentré. Au bout de huit à dix jours l'urée doit être sèche ; on l'enferme immédiatement dans de petits tubes bien bouchés. Avec le temps la solution d'urée s'altère ; on en fera donc peu à la fois.

Outre ces précautions, la pesée de l'urée doit être faite avec une *balance de précision*.

Si l'on emploie nos tables baroscopiques, la solution normale d'urée est inutile.

Réaction chimique. — Nous devons mentionner ce fait, que le brome n'agit point comme le chlore : il ne peut, à lui seul, décomposer l'urée avec dégagement de volumes égaux d'azote et d'acide carbonique.

En mélangeant le brome à la lessive de soude, il y a eu élévation de la température, combinaison chimique qui a produit d'une part du bromure de sodium, et de l'autre de l'hypobromite de soude NaBrO, sel instable qui, en présence d'un excès de soude, sera le vrai réactif suivant l'équation :

$$3(NaBrO) + 2(HNaO) + COAz^2H^4 = 3(NaBr) + 3(H^2O) + Na^2CO^3 + 2sAz.$$

Nous voyons que l'azote se dégage, c'est lui dont le volume nous servira à doser l'urée. De plus, nous avons du *carbonate de soude*, et non point de l'acide carbonique.

Ayant rencontré quelques incrédules, relativement à l'*absence complète d'acide carbonique libre*, nous citerons l'expérience suivante :

Dans un long tube gradué plein de gaz acide carbonique, introduisons le *résidu* d'une forte analyse d'urée ; puis, le tube étant porté sur la cuve à eau, nous le débouchons : immédiatement a lieu une absorption qui démontre que, même après avoir servi à une analyse, le réactif est encore susceptible d'absorber instantanément au moins *dix-sept fois* autant d'acide carbonique qu'en pourrait produire une forte analyse d'urée, *en supposant qu'il s'en pût former*. Nous disons *au moins* dix-sept fois, car la capacité de notre tube, dans cette expérience, ne nous permettait pas de pousser plus loin la vérification.

La formule que nous donnons pour le réactif nous a été enseignée par l'expérience ; elle est riche en soude.

Avec notre procédé, qui est très-rapide, il est absolument nécessaire d'employer notre formule et pas une autre qui pourrait convenir à d'autres procédés.

Manuel opératoire. — De la main gauche tenez l'uréomètre un

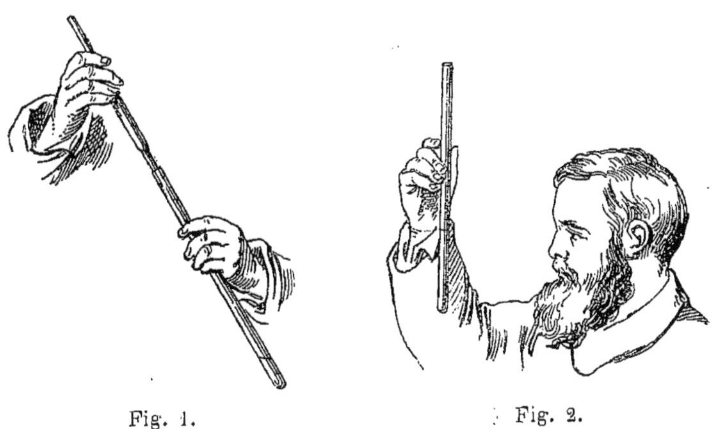

Fig. 1.   Fig. 2.

peu incliné (fig. 1). Vous introduisez dans le tube 7 centimètres cubes de réactif soit à l'aide d'une pipette graduée, soit, mais moins bien, en versant directement dans le tube jusqu'à la division 70. Par-dessus le réactif, et tenant le tube à peu près droit, vous versez doucement, à l'aide d'un verre à bec, de l'eau jusqu'au voisinage du repère 140 que nous avons déjà signalé.

Vous attendez un peu avant de lire (fig. 2), et quand le niveau du liquide (ligne concave inférieure) a cessé de s'élever, vous notez le chiffre, en tenant compte des fractions de division. Ainsi le niveau tombe entre 138 et 139, mais vers le tiers inférieur de cet intervalle ; lisez alors 138,3. Mais vous allez opérer sur 1 centimètre cube d'urine ; vous écrivez donc sur le papier ou l'ardoise 138,3 + 10, c'est-à-dire 148,3.

Ainsi, avant d'ajouter l'urine, vous lisez le niveau et l'*inscrivez en comptant* 10 *de plus*.

Il s'agit maintenant d'introduire l'urine. Pour cela, ayez une petite pipette graduée pour 1 ou 2 centimètres cubes, comme celle que nous avons décrite dans notre dosage de l'albumine. Plongeant l'extrémité de la pipette dans l'urine, vous en aspirez une certaine quantité que vous repoussez immédiatement ; vous

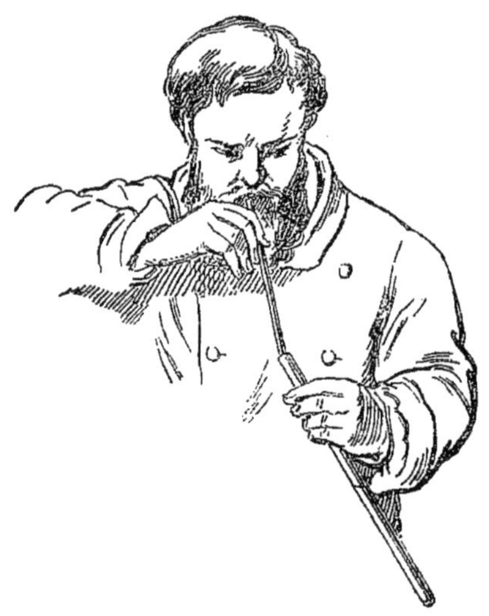

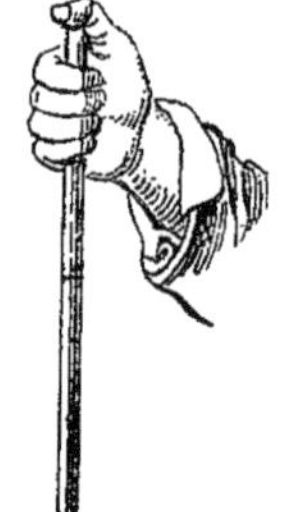

Fig. 3.   Fig. 4.

aspirez de nouveau, vous repoussez encore, et ainsi deux ou trois fois, de manière à rincer par ce va-et-vient la pipette avec le liquide même qu'il s'agit de puiser. Sans cette petite précaution, on laisserait dans la pipette les gouttelettes restées d'une opération antérieure.

Vous retenez enfin le centimètre cube réglementaire et l'introduisez dans l'uréomètre (fig. 3) en soufflant un peu pour bien chasser le liquide.

Vous n'avez plus besoin de lire cette fois, puisque tout à l'heure vous avez compté 10 en plus.

Aussitôt l'urine ajoutée, vous fermez le tube avec le pouce (fig. 4) armé d'un doigtier de caoutchouc dont on a coupé l'extrémité.

Renversez alors sens dessus dessous ; vous voyez le réactif jaune, qui occupait primitivement le fond du tube, traverser peu à peu le liquide incolore en déterminant sur son passage une vive effervescence. Restez quelques instants dans cette position pour que la coloration jaune soit égale dans toute la hauteur ; hâtez le mélange en renversant deux ou trois fois, et enfin agitez vigoureusement pour que l'équilibre s'établisse parfaitement entre la pression du gaz dissous et celle du gaz libre ou dégagé.

Nous sommes ici dans le cas du siphon d'eau de Seltz à moitié plein : si vous l'agitez, une quantité de fines bulles s'élèvent du liquide à la surface, et si vous continuez l'agitation il arrive un

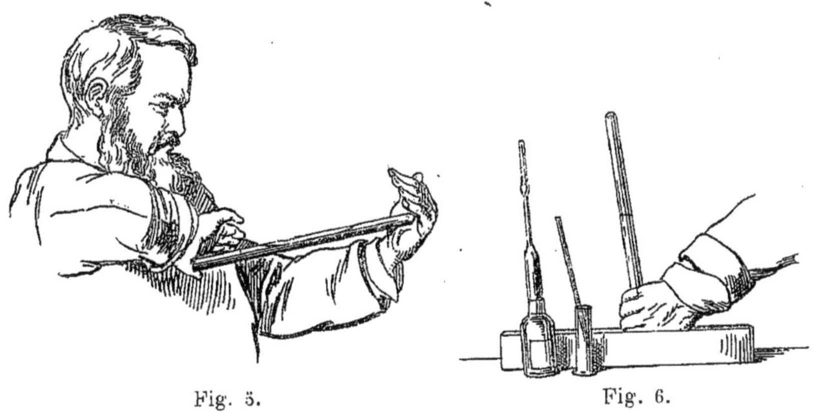

Fig. 5.   Fig. 6.

moment où plus rien ne se dégage. Tout d'abord, grâce au repos et à son affinité pour le dissolvant, le gaz était dissout en excès, c'est-à-dire à une pression supérieure à celle du gaz libre ; en agitant, vous avez rompu cet équilibre instable et le gaz dissous en excès s'est dégagé.

Ainsi donc, la réaction chimique est effectuée, l'équilibre de pression est établi dans tout le système. Mais cette pression intérieure à l'appareil est plus forte que la pression atmosphérique initiale, puisque, en définitive, nous avons augmenté la quantité de gaz. Si nous consultons les lois de la physique, nous voyons que le gaz dissous et le gaz libre, tout en gardant leur rapport réciproque, ont augmenté en même temps de quantités proportionnelles. En d'autres termes, avant et après l'opération, les *quantités totales* de gaz sont proportionnelles soit aux portions d'azote *dissoutes*, soit aux portions d'azote *libres*. En conséquence, nous négligeons complétement le gaz dissous pour ne mesurer que le gaz libre.

Continuons notre manœuvre. Au moment où nous l'avons laissée, le liquide avait été fortement secoué ; il faut faire tomber la mousse, ou tout au moins la réduire à quelques grosses bulles.

Pour cela (fig. 5), nous appliquons le dos du pouce contre la poitrine, maintenant le tube dans la position horizontale, en appuyant la paume de la main gauche sur le fond de l'instrument ; puis, par des balancements lents du corps ou de la main gauche, nous faisons parcourir lentement au liquide toute la longueur de l'appareil, imitant ainsi les oscillations du niveau à bulle d'air, et

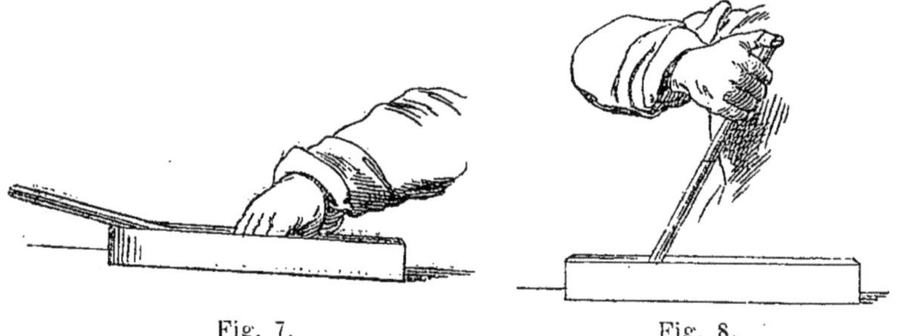

Fig. 7.

Fig. 8.

quand il ne reste plus *que de grosses bulles*, nous redressons le tube la main en bas pour le déboucher, en écartant le pouce. dans un bain d'eau, une cuvette quelconque, un bol, etc. (fig. 6).

Le gaz resté libre au-dessus du liquide reprend alors le volume qu'il aurait à la pression atmosphérique et chasse de l'appareil une quantité d'eau proportionnelle à l'excès de pression.

Pour plus d'exactitude, nous ne refermerons l'instrument qu'après l'avoir couché comme dans la figure 7, de manière à faire sensiblement coïncider les niveaux liquides en dedans et en dehors du tube. Vous bouchez donc l'uréomètre, avec le pouce, d'un seul coup et non progressivement, et vous redressez (fig. 8). A ce moment la manœuvre est terminée ; on enlève le doigt et il ne reste plus qu'à lire comme dans la figure 2, quand le liquide

adhérent aux parois a cessé, en coulant, d'élever le niveau ;
nous lisons donc : soit 107,3, qui, retranché du chiffre noté 148,3,
nous donne 41 ; 1 centimètre cube d'urine a fourni ce volume
d'azote libre.

Traduction de l'azote en grammes d'urée. — La *solution normale
d'urée* représente 1 centigramme d'urée par centimètre cube.
Analysez, comme nous venons de le faire, 1 centimètre cube de
cette solution, vous trouvez aujourd'hui par exemple 40 divisions de gaz. Divisez alors 41 par 40 et nous aurons 41/40 = 1,02.
Tel est le nombre de *centigrammes d'urée* contenus dans 1 centimètre cube de l'urine que nous avons analysée tout à l'heure, et,
en multipliant par 1000, nous trouvons qu'il y a 1020 centigrammes ou 10^g,2 d'urée dans 1 litre d'urine.

Les *corrections relatives à la température et à la pression barométrique* nous permettront de supprimer l'analyse comparative
faite avec la solution normale, mais en revanche il nous faudra
faire des calculs.

Prenons la solution normale d'urée, faisons une série d'analyses sur cette solution, en prenant note de la température des
liquides et de la hauteur barométrique au moment de l'expérience. Puis, après les corrections relatives aux températures,
aux pressions et à la vapeur d'eau, prenons la moyenne, nous
trouvons un chiffre 38,4 qui est le volume d'azote à 0 degré, à
760 millimètres et à 4 millimètres de vapeur d'eau à 0 degré que
fournit 1 centigramme d'urée.

A l'avenir, pour toute analyse d'urine, nous ferons subir au
volume gazeux les corrections mentionnées et nous diviserons le
nombre ainsi trouvé par le *chiffre étalon* 38,4.

Pour simplifier les calculs, nous donnerons une formule pratique. Appelant V le volume d'azote fourni par l'uréomètre,
H étant la hauteur barométrique au moment de l'expérience,
t étant la température et f la force élastique maximum de la
vapeur d'eau pour la température t, enfin soit X le nombre de
grammes d'urée contenus dans 1 litre de l'urine en expérience,
nous trouvons, pour une analyse quelconque :

$$X = \frac{(H - f)\,V}{2899,2 + 10,6\,t}$$

Ainsi il y a deux moyens d'exprimer en grammes d'urée le volume d'azote recueilli :

1° Faire une *analyse comparative* avec une solution d'urée titrée avec soin ;

2° Consulter le baromètre, le thermomètre et les tables de vapeur d'eau, et *employer notre formule* pratique.

Pour nous il est évident que, s'il faut faire deux analyses pour une, ou bien si, outre la nécessité du baromètre, il faut des calculs, jamais les dosages d'urée n'entreront dans la pratique médicale.

Doit-on négliger les influences atmosphériques (température et pression) ? On peut s'édifier à cet égard en jetant un coup d'œil sur nos tables baroscopiques, dont les chiffres sont compris entre les limites de variations que nous avons observées dans notre laboratoire depuis un an.

D'un autre côté, peut-on éviter les calculs ? Rien de plus simple, c'est de faire des tables qui offrent les résultats calculés à l'avance.

Nous avons comblé ces *desiderata* en imaginant le *baroscope* correcteur et les *tables baroscopiques*.

Baroscope et tables. — Le *baroscope* (fig. 9) est à la fois baromètre, thermomètre à air et tient compte en même temps de la tension de la vapeur d'eau.

Ainsi, la *résultante des trois influences :* pression, température et vapeur d'eau, est exprimée par le chiffre auquel correspond le niveau liquide dans la branche fermée. La graduation répond à des millimètres de mercure.

Théoriquement, on pourrait donc corriger le volume d'un gaz en multipliant le volume trouvé par le chiffre baroscopique et divisant le tout par 760 ; mais, en fait, il n'en est pas absolument ainsi. C'est pourquoi nos nouvelles tables (seconde édition) sont établies expérimentalement d'après les baroscopes étalons qui servent à régler les autres, et non d'après des calculs de corrections.

Nous ajouterons également que les tables ont été entièrement refaites. Dans la première édition il existe une erreur d'ensemble, les quantités indi-

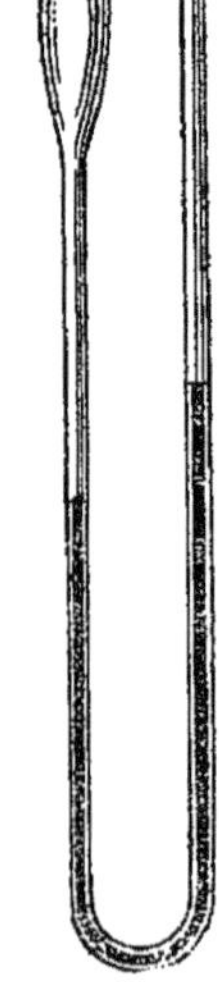

Fig. 9.

quées sont toutes trop fortes. Malgré toutes les vérifications nous ne pouvions arriver à découvrir cette erreur, car une cause constante et impossible à supposer faussait également toutes nos pesées.

Les *tables baroscopiques* forment un petit cahier de six pages. Elles se lisent absolument comme une table de multiplication. La première rangée porte les *chiffres baroscopiques*, et, dans la première colonne de gauche, sont inscrits les *volumes gazeux*.

Exemple : L'analyse m'a donné 41 divisions d'azote, le baroscope marque en ce moment 730. Je descends la colonne 730 jusqu'à la rangée horizontale 41 et je trouve 10,3, c'est-à-dire que dans 1 litre de l'urine analysée il y a 10^g,3 d'urée.

Pour ne point compliquer la table, nous n'avons noté que les chiffres ronds ; de sorte que, si au lieu de 41 on a trouvé 41,5 divisions de l'uréomètre, on prendra un résultat intermédiaire à 41 et 42 ; ainsi 41 correspond à 10^g,3 et 42 à 10^g,5 ; le résultat cherché est évidemment 10^g,4.

La table commence à 15 et finit à 70 ; ce sont là en effet les limites pratiques. Mais supposons qu'une analyse ne donne que 5 divisions d'azote ; comme 5 n'est point compris dans la table, on prendra le résultat qui correspond à 15 et on le divisera par 3. De même, si l'on a 80 divisions d'azote, comme 80 dépasse l'étendue de la table, on dit 60 + 20 = 80 ; or, 60 divisions d'azote représentent 15^g,1 et 20 divisions correspondent à 5 grammes ; donc 80 divisions d'azote donnent 15,1 + 5 = 20^g,1 d'urée.

Mais le point important n'est pas de connaître la richesse de l'urine en urée, mais bien la quantité absolue d'urée perdue en vingt-quatre heures par le malade ou le sujet en expérience. Si donc l'urine est à 20 grammes d'urée par litre et qu'il y ait 1 litre et demi en vingt-quatre heures, il est clair que la perte en urée est 20 × 1,5 = 30 grammes.

Remarques. — Le *doigtier en caoutchouc* dont nous conseillons l'usage nous dispense de robinets, obturateurs, etc., objets que la soude finit par attaquer et mettrait bientôt hors de service entre des mains peu soigneuses ; il suffit de se rappeler les flacons bouchés à l'émeri dans lesquels on conserve les solutions de soude ou de carbonates alcalins ; il arrive presque toujours un moment où l'on ne peut les déboucher malgré tous les moyens.

La pulpe du doigt employée à nu est trop molle pour constituer un obturateur plan, rôle qui est parfaitement rempli par le doigtier appliqué contre l'étroite section du tube. En coupant l'extrémité fermée du doigtier on le rend plus convenable encore, et il devient facile à mettre et à ôter du doigt.

Dans le *manuel opératoire* nous avons recommandé de bien agiter le tube pour faciliter la réaction et le dégagement d'azote, puis de réunir les bulles de mousse par le balancement horizontal de la figure 5 ; on présume donc que la réaction est complétement effectuée. S'il n'en était pas ainsi, on verrait encore naître au sein du liquide de fines bulles de gaz : donner alors quelques secousses.

On conçoit facilement que le gaz produit par la décomposition de l'urée, en s'ajoutant aux 14 centimètres cubes d'air atmosphérique enfermés primitivement dans le tube, détermine sur le pouce obturateur une pression sensible. Est-il à craindre que le pouce, cédant à la pression, ne soit repoussé et ne permette une fuite? Le fait n'est guère possible, et il n'est point à notre connaissance qu'il se soit jamais produit. Vu l'étroite section du tube, nous résistons parfaitement à une pression de 5 atmosphères, force *douze fois plus puissante* que celle qu'on aura jamais à supporter. En tout cas on réalise une très-grande force de résistance et sans fatigue aucune, en plaçant la main comme tend à le faire sentir la figure 4: le pouce étant placé d'un seul coup sur l'ouverture, éloignez le plus possible les quatre derniers doigts qui tiennent le tube.

Lorsque, après le mouvement de la figure 8, on débouche le tube pour procéder à la seconde lecture, il est bon d'essuyer les parties libres du doigt; puis on le retire *en le faisant glisser* sur les bords de l'ouverture, afin que le liquide qui adhère à sa face inférieure s'écoule bien en dedans et non en dehors de l'uréomètre. S'il reste quelques bulles de mousse, de façon à gêner la lecture exacte du niveau, on les rompt en soufflant brusquement à l'ouverture de l'instrument, ou bien en les touchant avec l'extrémité d'un agitateur essuyé.

Pendant qu'on opère la seconde lecture, on voit naître dans le liquide une quantité de très-fines bulles, grossies du reste pour l'observateur par la forme convexe du tube ; on ne doit point s'en occuper. C'est l'azote dissous en excès, celui que nous sommes convenu de négliger. Ici, de nouveau, c'est la théorie du siphon d'eau de Seltz.

Nous recommandons l'emploi de l'eau de rivière, qui est aérée, et bien près d'être saturée d'azote, dont le coefficient de solubilité est très-faible. Dans des expériences très-minutieuses, nous avons poussé la précaution jusqu'à agiter de l'eau dans un flacon à moitié plein d'air, pour être certain qu'elle en fût parfaitement saturée.

La *limite d'action du réactif*, autrement la quantité d'azote, que peut dégager la dose de 7 centimètres cubes, doit être connue. Nous avons établi notre procédé dans les limites pratiques ; il faudra donc, pour les cas exceptionnels, éviter toute erreur à l'aide de faciles précautions.

Ainsi, le réactif fournit au moins 80 divisions d'azote, mais au delà on doit hésiter et agir comme dans l'exemple suivant : une analyse me donne 88 divisions ; « est-ce bien là tout l'azote que peut fournir l'urine en expérience? ou bien suis-je arrêté à 88 par la limite d'efficacité du réactif? » Je tranche la question en versant un peu de réactif dans le liquide resté dans l'uréomètre ; immédiatement se produit une nouvelle effervescence : « donc l'urine est trop riche en urée. » Que faire alors ? dans un verre à pied, je verse 10 centimètres cubes d'urine et 10 centimètres cubes d'eau ; et, après parfait mélange, j'analyse 1 centimètre cube de cette solution étendue, quitte à doubler par le calcul le résultat trouvé.

En pratique, toutes les fois qu'une urine fournit plus de 80 divisions de gaz, il faut l'étendre d'eau et refaire l'analyse en multipliant le résultat par le degré de dilution.

Il est bien entendu que, jusqu'à présent, nous ne parlons que du réactif non altéré. Car, avec le temps, le réactif s'affaiblit ; il se décolore peu à peu et, après trois semaines ou un mois au plus tôt, il faut le remonter par addition légère de brome.

L'*urine de chien* est extrêmement riche en urée ; nous trouvons journellement des chiffres de 100 grammes et plus par litre ; c'est pourquoi, avant d'opérer, nous portons le volume d'urine de 1 à 5 par addition de 4 volumes d'eau. Nous quintuplons ensuite le résultat de l'analyse.

Urine albumineuse. — Le réactif attaque l'albumine et en dégage de l'azote. Il est donc de toute nécessité que l'urine albumineuse soit préalablement débarrassée de ce produit pathologique. Dans un tube ordinaire de chimie, versez quelques centimètres cubes d'urine dont vous avez reconnu l'acidité au papier de tournesol. Si cette condition n'est pas remplie, vous ajoutez *avec précaution* une goutte d'*acide acétique étendu d'eau* qui donnera une acidité évidente, puis vous portez à l'ébullition sur la flamme d'alcool. L'albumine s'est précipitée et, pour recueillir toute la vapeur condensée sur les parois, vous saisissez le tube à pleine main, en interposant un linge (à cause de la température); puis le bouchant *fortement* avec le pouce armé du doigtier, vous secouez pour bien mélanger. Enfin le tout est versé sur un petit filtre de papier ; et, dès que quelques grammes ont passé, vous procédez à la recherche uréométrique.

Des autres substances azotées de l'urine. — Outre l'urée, certaines substances de l'urine, telles que l'acide urique, la créatine et la créatinine, sont attaquées par le réactif bromo-sodique.

Dans le principe, nous avions admis que ces substances sont une cause notable d'erreur, mais l'expérience nous a démontré qu'elles ne donnent que fort peu d'azote, dans notre procédé du moins.

L'urée, en effet, donne de premier jet tout son azote, mais les autres substances n'en dégagent que peu à peu par des transformations successives, de telle sorte qu'en prolongeant suffisamment l'action du réactif et en élevant la température, on pousse assez loin leur décomposition.

C'est ainsi que Leconte, qui employait l'hypochlorite de soude et la chaleur, déduisait de ses analyses un vingtième pour l'erreur causée par les substances étrangères.

Dans notre procédé, nous agissons à froid, en quelques minutes et avec un autre réactif ; nous avons donc bien des chances pour ne toucher que fort peu aux produits autres que l'urée. Théoriquement, nous avions conclu à une erreur possible d'un soixante-dixième ; dans ce cas, nous avions analysé séparément chacune de ces substances et, en calculant les quantités moyennes qu'elles représentent dans l'urine de vingt-quatre heures, nous admettions un soixante-dixième d'azote en plus de celui fourni par l'urée ;

mais l'expérience nous a convaincu que dans une urine complète, c'est-à-dire ayant toute son urée, nous ne commettions point une erreur assez accusée pour qu'il fût possible de la déterminer.

On a proposé, il est vrai, de précipiter l'acide urique par l'acétate de plomb, la créatine et la créatinine par le chlorure de zinc. Quant à l'acide urique, qui ne nous a donné qu'un vingtième de son azote, c'est-à-dire un six-centième d'erreur sur une analyse d'urine, est-ce vraiment la peine de le retirer? La créatine et la créatinine sont précipitables par le chlorure de zinc, cela est vrai, mais à la condition d'amener l'urine à l'état d'extrait, ce qu'on fait difficilement sans décomposer un peu d'urée. Enfin, pour toutes les précipitations, il faut songer qu'un corps dissous tient moins de place que quand il est précipité ; par conséquent, vous commettrez toujours des erreurs dans l'évaluation des volumes liquides, erreurs qu'il est impossible de déterminer.

Nous mentionnerons un fait intéressant, c'est que l'urine passée sur le noir animal ne perd que peu de substances étrangères, mais en revanche beaucoup d'urée. Il faut donc se garder de cette pratique.

En résumé, analysez votre urine telle qu'elle est, vous ne commettrez ainsi qu'une erreur inappréciable.

Résumé du manuel opératoire. — Versez le réactif (fig. 1), puis une épaisseur d'eau jusqu'au repère 140 à peu près ; lire (fig. 2) et inscrire le chiffre +10 ; introduire l'urine (fig. 3); boucher avec le pouce (fig. 4); mélanger et agiter ; réunir les bulles (fig. 5); déboucher sur la cuve à eau (fig. 6); établir l'égalité des niveaux (fig. 7) et boucher de nouveau ; relever le tube (fig. 8); lire et retrancher le chiffre de cette seconde lecture de celui de la première. Telle est en quelques traits la manœuvre que chacun peut répéter avec un tube quelconque.

Le *matériel*, tel qu'il est livré par les constructeurs (1), se compose de :

Une boîte en chêne ; un bac en zinc ; l'uréomètre ; une pipette graduée de 10 centimètres cubes ; la petite pipette de 1 centimètre cube ; le doigtier ; le baroscope ; la brochure et les tables.

Le baroscope est sur une petite planchette qu'on suspend au

(1) MM. W. Brewer et fils, 43, rue Saint-André-des-Arts, à Paris.

mur. Si, dans le voyage, la colonne liquide venait à se séparer,
on agirait comme pour un thermomètre : on attache la planchette
à une petite corde de 50 à 60 centimètres de longueur et l'on fait
tourner rapidement ; la force centrifuge refoule bientôt les parties
séparées.

Nos recherches relatives au dosage pratique de l'*urée* et
de l'*albumine* ont été faites dans le laboratoire de M. le pro-
fesseur Béclard, et je me fais un devoir d'exprimer à l'éminent
maître toute ma reconnaissance pour son bon accueil et ses
encouragements.

EXTRAIT DU BULLETIN DE THÉRAPEUTIQUE MÉDICALE ET CHIRURGICALE
numéro du 15 août 1874.

Paris. — Typographie A. Hennuyer, rue d'Arcet, 7.

PARIS. — TYPOGRAPHIE A. HENNUYER, RUE D'ARCET, 7.

www.ingramcontent.com/pod-product-compliance
Ingram Content Group UK Ltd.
Pitfield, Milton Keynes, MK11 3LW, UK
UKHW020113100726
13658UKWH00005B/2140